AF296078

CANCERS

DE

L'UTÉRUS

PAR

LE DOCTEUR HENRI FISCHER

PARIS
IMPRIMERIE DE LA FACULTÉ DE MÉDECINE
HENRI JOUVE, ÉDITEUR
15, rue Racine, 15

1897

CANCERS

DE

L'UTÉRUS

PAR

LE DOCTEUR HENRI FISCHER

PARIS

IMPRIMERIE DE LA FACULTÉ DE MÉDECINE

HENRI JOUVE, ÉDITEUR

15, rue Racine, 15

—

1896

DU MÊME AUTEUR:

Nouvelle Opération du Pouce bifide, broch. in-8. 1896.

CANCERS DE L'UTÉRUS

PAR

LE DOCTEUR HENRI FISCHER

Doit-on ou ne doit-on pas opérer le cancer de la matrice ? Quelque étrange que cette question puisse paraître dans la bouche d'un chirurgien, elle n'en doit pas moins être posée. Les livres classiques n'insistent pas assez sur ce sujet, les monographies spéciales au contraire sont trop riches en symptômes, variétés ou sous-variétés du cancer utérin. Le praticien se perd au milieu de ce luxe de détails, il en arrive à ne pas savoir quand il doit intervenir, quand il doit laisser agir la nature, quelquefois même grâce à cette grande diversité symptomatologique il fait de grosses erreurs de diagnostic et de pronostic. Il est bien évident cependant qu'un travail quelconque, quelque bien fait qu'il soit, ne puisse avoir la prétention de tout contenir ; dans l'état actuel de la science, il doit tendre à rendre les erreurs moins fréquentes moins préjudiciables aux malades et à établir quel est le meilleur mode de traitement. Dans un exposé pathologique on ne peut donner que des moyennes ; or, en pratique il n'y a pas de moyennes, il n'y a que des cas particuliers ; il n'existe pas un cancer de l'utérus mais des cancers de l'utérus, ce qui fait du reste l'intérêt de la clinique. Les données de la pathologie mettent sur la voie du diagnostic mais ne l'imposent pas, attendu qu'il n'y a aucun symptôme qui soit réellement pathognomonique du cancer utérin ; le clinicien doit s'aider de ses souvenirs, posséder beaucoup de tact et de flair.

Les auteurs sont divisés en interventionistes et en non interventionistes, selon qu'ils admettent ou rejettent la théorie de la diathèse cancéreuse. Il est naturel en effet de repousser toute intervention si l'on admet que le cancer est une manifestation d'une infection générale ; il est naturel au contraire de proposer une opération lorsque l'on penche à croire que le cancer est une affection primitivement locale qui par ses progrès seulement devient diathésique.

Nous ne connaissons rien, il faut l'avouer, sur la nature intime du cancer, nous en sommes réduits à des suppositions plus ou moins ingénieuses, à des hypothèses qui plaisent à notre esprit, mais qui n'en sont malheureusement pas moins des conjectures, c'est-à-dire qu'elles n'ont aucune valeur scientifique dans le sens absolu de ce mot.

Nous ne savons pas pourquoi des cellules embryonnaires contenues dans un organe se mettent tout à coup à proliférer, pourquoi, dans certains cas, elles donnent naissance à des tumeurs bénignes, dans d'autres cas, à des tumeurs malignes, ni pour quelle raison des tumeurs primitivement bénignes deviennent tout à coup malignes. Avouons-le également, nous ignorons même la cause de l'inclusion de ces cellules dans l'organisme. Nous savons, toutefois, que le cancer n'est pas un ni dans sa structure histologique, ni dans son évolution.

Tel cancer dont la marche est lente dans tel tissu, devient à marche rapide dans tel autre. Le sarcome, toutes choses égales, d'ailleurs, est moins grave que l'épithéliome, ce qui n'empêche pas l'épithéliome de l'utérus d'être moins grave que le sarcome utérin. L'évolution du cancer est modifiée par la constitution et l'âge du sujet qui le porte. Malgré notre ignorance à ce sujet, des médecins allemands n'ont pas hésité à se lancer empiriquement dans la sérumthérapie du cancer ; après de brillantes observations, de mauvaises furent publiées, ce qui n'a pas empêché quelques médecins de notre pays, séduits par la nouveauté de cette méthode, de l'adopter et de l'appliquer sans résultats.

Malheureusement, le spécifique du cancer n'est pas encore trouvé !

Possesseur d'une clinique chirurgicale, où nous donnons actuellement plus de huit mille consultations par an, nous avons souvent, hélas ! à soigner de malheureux cancéreux arrivés à la dernière période de leur mal, alors qu'une intervention chirurgicale n'est plus de mise. Avec le consentement de quelques-uns d'entre eux, qui, à la vérité, auraient accepté n'importe quel traitement pour obtenir un peu de soulagement à leurs tristes souffrances, désireux de leur donner encore une chance de salut dans le cas où la méthode allemande eût été bonne, nous leur appliquâmes consciencieusement la sérumthérapie anti-cancéreuse sans résultats favorables, hélas !

Nous devons à la vérité de dire que l'état de ces malheureux qui était très précaire, fut singulièrement aggravé par ce traitement, la mort fut très rapide dans tous les cas.

Sans rien préjuger sur la nature intime du cancer ni sur son origine, nous pouvons toutefois dire qu'il se présente cliniquement tantôt avec les allures d'une maladie diathésique, tantôt comme une affection purement locale. Les chirurgiens de la première moitié de notre siècle, grands observateurs, grands cliniciens, admettaient aussi cette distinction. Cruveilhier, ayant vu échouer Roux et Récamier dans une hystérectomie vaginale, la malade étant morte dans les 12 heures, s'écrie : « On doit le regretter d'autant plus que le cancer de la muqueuse du corps de l'utérus est peut-être de tous les cancers celui qui reste le plus longtemps localisé : (*Le cancer n'est donc pas toujours une maladie diathésique pour cet éminent anatomo-pathologiste*). L'ablation totale de la matrice serait donc une excellente opération, si elle était possible, et mettrait bien plus à l'abri de la récidive que l'amputation de la mamelle pour les cancers du sein. » On ne peut pas mieux comparer la carcinose qu'à la tuberculose dont elle possède toutes les formes, or nous savons que cette dernière évolue tantôt comme une affection purement locale, tantôt comme une affection générale. Tous les chirurgiens sont d'accord pour intervenir dans la tuberculose, où nous voyons les opérations être suivies des meilleurs résultats ; lorsque l'affection est purement locale, l'intervention faite à temps non seulement guérit la partie atteinte, mais encore met l'organisme à l'abri d'une invasion secondaire, lorsque l'affection locale est doublée d'une infection générale, souvent encore l'intervention jugule la maladie locale, relève l'état général du sujet, dont la vie est très sensiblement prolongée ; cependant, si l'état général du malade est trop précaire, il faut s'abstenir de toute opération car elle pourrait donner un coup de fouet à la maladie et amener une issue fatale plus rapide. L'analogie qui existe cliniquement entre la carcinose et la tuberculose nous conduit à opposer à la première de ces affections le même mode de traitement qu'à cette dernière et avec les mêmes chances de succès, elle nous fait comprendre également pourquoi dans nombre de cas nos opérations sont suivies d'une réussite absolue, pourquoi dans d'autres cas les résultats sont moins favorables, dans d'autres funestes.

C'est au clinicien de bien choisir le moment où il doit opérer, le moment où il doit s'abstenir. Puisqu'une intervention chirurgicale est non seulement légitime dans le traitement du cancer, mais encore indiquée, quel genre d'opération allons-nous pratiquer dans le cas de cancer utérin ? Avant de traiter cette question il est bon de dire quelques mots très succincts sur la symptomatologie de cette affection. Nous serons très brefs, nous ne donnerons que les symptômes cardinaux qui permettent au praticien de la déceler le plus tôt et le plus sûrement possible.

Le cancer de la matrice se présente à l'examen histologique sous trois formes : le squirrhe, l'encéphaloïde et l'épithéliome. Les deux premières variétés sont excessivement rares, elles sont même contestées par nombre d'auteurs ; l'épithéliome est au contraire très fréquent, il forme à lui seul presque toute l'histoire des cancers utérins. Nous n'avons pas rangé dans les cancers de la matrice le sarcome, bien qu'il soit relativement fréquent, qu'il soit à proprement parler un cancer de l'utérus, mais sa symptomatologie, son évolution, son traitement diffèrent trop de l'épithéliome pour que nous puissions les réunir tous deux dans une description unique sans nuire à la clarté de notre exposition, son histoire est du reste peu connue. Nous en dirons d'ailleurs quelques mots à la fin de ce travail. Les anatomo-pathologistes ont divisé le cancer de l'utérus en cancer du col et en cancer du corps. Cette division, juste au point de vue histologique, est cliniquement inexacte ; au moment où nous sommes appelés à constater un cancer. le mal s'est étendu du col au corps ou du corps au col ; il faudra donc en pratique agir comme si l'organe était entièrement envahi d'emblée. Cette division est très commode pour la description de l'affection: après cette réserve, nous la conserverons, car elle correspond macroscopiquement à la grande majorité des cas. Le cancer du col est très fréquent, le cancer primitif du corps plus rare ; le premier est l'apanage des femmes jeunes encore, le deuxième atteint plus spécialement les femmes qui approchent ou ont passé la ménopause. La marche du cancer quelle que soit sa forme est bien plus rapide chez les jeunes femmes que chez les personnes âgées, ce qui se conçoit facilement *a priori*, puisque la vitalité étant plus forte chez les personnes jeunes. les cellules cancéreuses puisent dans l'organisme jeune des matériaux plus riches que dans un organisme usé, sans réaction.

L'épithélioma du col présente trois variétés : la forme ulcéreuse, la forme végétante, l'infiltration cancéreuse.

La forme ulcéreuse prend naissance dans les couches profondes de la muqueuse du col et aussi du corps ; elle présente des ulcérations profondes, cratériformes, à bords indurés occasionnant de vastes pertes de substance.

La forme végétante se rencontre à l'orifice du col se dirigeant vers le vagin, sous forme de tumeur exubérante, en chouxfleur ; à une période plus avancée, elle s'étend en profondeur, produit des ulcérations qui se recouvrent souvent elles-mêmes de végétations : en se développant elle envahit d'abord la paroi vaginale postérieure et le rectum.

L'infiltration cancéreuse prend naissance dans les couches de la muqueuse sous forme de nodosités plus ou moins dures, recouvertes d'abord par l'épithélium sain, qui ne tarde pas à se ramollir et à s'exulcérer, donnant lieu à de vastes pertes de substance. L'envahissement de l'utérus se fait par une série de nodosités souvent éloignées de la lésion primitive.

A ces trois formes on peut adjoindre une quatrième, bien qu'à proprement parler elle ne soit pas un cancer de l'utérus mais bien un cancer du vagin, nous voulons parler de la forme vaginale dite encore liminaire. Cette variété débute dans le vagin dans le cul-de-sac postérieur ; elle envahit ensuite lentement le tissu cellulaire péri-cervical puis le col lui-même qu'elle n'atteint que superficiellement d'abord, puis après un temps plus ou moins long elle donne naissance à des nodules secondaires dans son épaisseur.

Le cancer du corps présente deux variétés : le cancer glandulaire ou adéno-carcinome qui débute cliniquement par les symptômes d'une simple métrite glandulaire et le cancer de la muqueuse ou épithélioma du corps, cette dernière forme est circonscrite ou diffuse. Quelle que soit la variété anatomique, ces néoplasies ne tardent pas à s'ulcérer, à dégénérer, à tomber en putrilage.

Les symptômes du cancer du col et du cancer du corps, peu différents d'ailleurs, gagnent en clarté à être réunis et décrits ensemble.

Le cancer de l'utérus, forme liminaire à part, est toujours primitivement une affection locale ; il se propage *in situ* jusqu'à ce qu'il déborde et envahisse les tissus cir-

convoisins ou se propage par la voie des lymphatiques. Il
serait de la plus haute importance de déterminer le
moment exact, où le cancer cesse de se développer par
continuité pour s'étendre par la voie lymphatique ; malheureusement cela est pratiquement impossible. Toutefois nous pouvons dire qu'un temps assez long est néces-
saire pour cette évolution, attendu que le processus pathologique prend en général son point de départ dans
l'épithélium du col près de l'orifice (le cancer du col est
de beaucoup le plus fréquent) :il découle qu'une grande
quantité de tissu devra être traversée avant que les grands
lymphathiques qui sont situés plus haut et en dehors de
l'utérus soient atteints.

Lorsque ces derniers sont envahis, la propagation se
fait par la voie connue de la circulation lymphatique.

La glande située à l'angle inféro-interne du ligament
large près de l'isthme de l'utérus, est la première atteinte
par la néoplasie, puis les glandes de la région obturatrice
et celles situées entre les artères iliaques internes et ex-
ternes.

Ces glanglions lymphatiques sont autant de sentinelles
placées par la nature pour empêcher l'invasion de l'organisme par les produits malins, il faut que la néoplasie les
atteigne successivement pour envahir ensuite complète-
ment l'économie. Il est encore une particularité anatomique, à laquelle il faut songer, car elle permet de bien
comprendre pourquoi la métastase du cancer de l'utérus
n'atteint jamais le péritoine, qui ne devient cancéreux
que par continuité, c'est que les vaisseaux lymphatiques
qui communiquent avec le péritoine sont tous efférents
par rapport à la cavité péritonéale ; ils sont à juste titre
appelés les drains naturels de cet organe; ces vaisseaux, à

leur approche des troncs centraux, possèdent des valvules qui s'opposent au reflux des lymphatiques dans le péritoine.

Le cancer de l'utérus est le plus fréquent des cancers observés chez la femme ; il est héréditaire dans la proportion de 7 à 10 °/°. La majorité des cas ont lieu entre 35 et 75 ans. On a observé un cas sur une jeune fille de 19 ans (Gusserow). Il est très commun pendant les cinq premières années qui suivent la ménopause. Tout ce qui déprime l'organisme, le manque de nourriture, de soins hygiéniques, les chagrins, sont des causes prédisposantes ; il est par conséquent beaucoup plus fréquent dans la classe pauvre. On a incriminé comme causes occasionnelles la multiparité, les avortements, les déchirures, les ulcérations du col et toutes les affections chroniques de la matrice.

Le cancer au début évolue sournoisement, son invasion est d'autant plus obscure qu'il affecte un organe plus profond comme l'utérus ; des lésions graves, étendues, irrémédiables peuvent se former sans éveiller les plaintes de la malade ni les soupçons du médecin ; chez les femmes âgées, l'hémorrhagie elle-même peut n'apparaître qu'à intervalles éloignés, alors que le cancer continue sourdement son évolution. Le cancer du col peut quelquefois ne se manifester pendant la vie par aucun symptôme attirant sur lui l'attention, témoin le cas de cette malade du service du Dr Letulle qui fut soignée par ce médecin pour une néphrite chronique interstitielle, avec albuminurie, bruit de galop, etc., en un mot tous les symptômes d'un mal de Bright et dont l'état fut amendé par le régime lacté absolu.

L'œdème disparut sauf à la jambe gauche. A l'autopsie on trouva un cancer du col limité à la partie moyenne, entre l'isthme et l'orifice externe ayant envahi le bas-fond de la vessie et comprimé les deux uretères. Le rein droit était détruit (Péron, *Bull. de la Société d'anatomie*, 1895).

James Oliver cite le cas d'un cancer du corps de la matrice qui, après avoir détruit le fond de cet organe, perfora un intestin et amena la mort par péritonite. Cette affection évolua sans bruit et sans réaction intestinale (Lancet, 18 juillet 1891). Grâce à ce manque de symptômes au début, à l'absence de douleurs, à la conservation apparente d'un bon état général, le cancer évolue en silence jusqu'au jour où un phénomène grave accuse sa présence ; alors apparaissent les métrorrhagies irrégulières et profuses, les douleurs de reins; ensuite, lorsque commence la période d'ulcération, les abondantes pertes d'eau rousse. Cet écoulement comparé par les malades à « de la lavure de chair » tache le linge, est doué d'une odeur fétide spéciale, dont le doigt après le toucher a peine à se débarrasser. On le reconnaît de suite pour peu qu'on l'ait rencontré une fois, il occasionne de l'érythème et du prurit vulvaires.

La maladie faisant des progrès, les malheureuses patientes sont tour à tour atteintes d'amaigrissement, d'anorexie, de troubles gastriques pénibles (nausées, vomissements, pyrosis) ; les téguments prennent une teinte jaune paille pathognomonique du cancer, les conjonctives une teinte bleue claire caractéristique ; les malades sont en proie à de violentes douleurs dépendant de l'organe envahi par l'extension du néoplasme, douleurs de vessie, du rectum (dysurie, ténesme). A une période plus avancée encore, il se produit des fistules vésico-utéro-vaginales, recto-utéro-vaginales transformant le vagin en un cloaque infect par où passent les matières fécales et

s'écoule incessamment l'urine. Il survient de l'hydroné-
phrose par compression des uretères par les masses
cancéreuses, de l'ictère par envahissement secondaire du
foie, de la péritonite par continuité, des thromboses, des
hémorrhagies graves. Si l'urémie n'emporte pas les malheureuses patientes (ce qui a lieu dans 45 0/0 des cas),
elles meurent minées par les progrès de la cachexie, par
la septicémie ou les accidents liés à la *phlegmatia alba
dólens*.

Nous appellerons l'attention des praticiens sur le
retour apparent de la menstruation chez les femmes qui
ont depuis longtemps cessé d'être réglées. Ce symptôme,
presque pathognomonique, est important à connaître,
attendu que nombre d'entre elles ne s'en inquiètent nul-
lement, l'attribuant volontiers à un retour de jeunesse,
d'autant plus que l'hémorrhagie peut pendant quelque
temps affecter le type menstruel et ne s'accompagner
durant une période quelquefois longue d'aucun autre trou-
ble morbide.

L'idée vulgaire, très répandue du reste, que l'âge criti-
que doit amener des pertes, des douleurs auxquelles on ne
doit prêter qu'une attention médiocre, ces phénomènes
devant bientôt disparaître à l'instauration complète de la
ménopause, est une idée non seulement fausse, mais encore
éminemment dangereuse, car elle empêche beaucoup de
femmes de consulter à temps, alors qu'une opération peu
dangereuse pourrait les sauver à jamais. Un grand nombre d'entre elles, d'ailleurs, répugnent à un examen médical qu'elles reculent le plus possible, attendant d'être com-
plètement incurables pour se montrer. Nous venons de
voir qu'au début le diagnostic du cancer utérin est
très difficile. Il faut le différencier de la simple induration

inflammatoire avec érosion, de l'ulcération syphilitique, de la tuberculose, des pertes de substances dues à des cautérisations ; les formes végétantes sont d'un diagnostic facile par la vue et le toucher ; mais, lorsque la néoplasie commence et reste localisée dans le corps ou la cavité, elle est très difficile à déceler. On peut la confondre alors avec l'endométrite sénile, l'endométrite fongueuse, un polype muqueux, un petit fibrôme et surtout avec une métrite glandulaire ; il faut pratiquer la dilatation de la cavité par des laminaires ; l'examen digital peut dans certains cas révéler l'existence de nodules carcinomateux situés dans l'endomètre. L'adénome malin diffus ne se révèle souvent au doigt que par une hypertrophie excessive de la muqueuse, qui est tendre, friable et très vasculaire. On doit en cas de doute pratiquer l'examen histologique des débris que ramène un raclage fait pour éclairer le diagnostic; il faut toutefois savoir que l'examen histologique ne tranche pas toujours la question, tant est grande notre ignorance sur la nature intime du cancer.

. Le signe que donne Laroyenne sera souvent d'une grande utilité : « Toutes les fois que dans une surface suspecte du col ou de la cavité cervicale on pourra enfoncer l'ongle et ramener quelques débris de tissu on est autorisé à affirmer la nature épithéliomateuse de la maladie ». A la période d'état le diagnostic s'impose par les seuls symptômes, on s'aidera du toucher et du spéculum.

Lorsque chez une femme jeune on voit survenir des métrorrhagies en dehors des époques, alors qu'il ne s'agit pas d'une fausse couche, ni de métrite balistique, alors que cette femme n'est atteinte ni de fibromes, de métrite hémorrhagique ou de polypes, il faut craindre un cancer au début, surtout si les métrorrhagies réapparaissent après un curettage bien fait, et agir en conséquence. Si l'hydrorrhée fétide apparaissait, le diagnostic s'imposerait en quelque sorte ; si la femme était de souche cancéreuse il faudrait intervenir encore plus vite.

Lorsque chez une femme ayant dépassé la ménopause apparaissent des métrorrhagies affectant n'importe quel type il faut affirmer le cancer, la confusion ne peut exister qu'avec un métrite glandulaire, or, nous savons que la métrite glandulaire, chez les femmes âgées, est la période prodromique du cancer, ou du moins que la plupart des métrites glandulaires se transforment chez ces femmes en cancer, ce qui est la même chose exprimée différemment.

On portera également le diagnostic de cancer du corps de l'utérus lorsque l'on observera l'apparition d'hématométrie, de pyométrie chez des personnes âgées non atteintes de polypes, indemnes jusque là d'affections utérines.

Lorsque nous assisterons à l'évolution rapide, en quelques mois, d'une tumeur utérine, il faudra porter le diagnostic de sarcome de l'utérus. .

De la précocité du diagnostic dépend le succès opératoire.

Si les malades venaient nous consulter à temps nous aurions beaucoup plus de guérisons définitives à publier. Au début les opérations sont faciles, peu dangereuses, radicales, tandis qu'au contraire elles deviennent d'autant plus difficiles, plus dangereuses et moins curatives que les lésions sont plus avancées. Nous poserons donc en principe, d'accord du reste avec beaucoup d'auteurs, que, plus la lésion est étendue moins l'opération doit être grande et que l'opération doit être d'autant plus importante que la lésion est moins étendue. En effet pourquoi faire courir de sérieux risques à la malade si elle n'en doit tirer qu'un bénéfice restreint. Avant de prendre le bistouri le praticien doit bien peser les dangers qu'il fait courir à son opéré et les bienfaits probables de son intervention.

Il doit être le *vir bonus benefaciendi peritus*. Seul juge de ses actions, il ne relève que de sa conscience. Il faut, dans certains cas, beaucoup de courage au chirurgien pour conseiller une opération à sa cliente, à la période de début du cancer ; nous savons qu'à ce moment la tumeur ne donne lieu qu'à peu ou pas de symptômes ; la malade, en apparence florissante de santé, se croit atteinte d'une affection bénigne, l'entourage le pense également ; cet avis est souvent partagé par le médecin de la famille ; or, qu'arrive-t-il souvent? Les parents, les amis déconseillent l'opération, qui est pourtant alors formellement indiquée et qui sauverait la malade. Bien rares même sont les cas où l'on ne traite pas le chirurgien de « boucher, de coupe toujours ». Nous savons, d'autre part, que la période prodromique du cancer utérin spécialement chez les dames âgées, peut être longue, ne donner lieu à aucun phénomène grave, si ce n'est quelques hémorrhagies survenant de temps en temps ; alors la famille, devant l'innocuité apparente de la maladie, garde rancune au chirurgien auquel elle cherchera souvent à nuire pour le récompenser de sa sollicitude et de son diagnostic exact. C'est un point sérieux à considérer pour nos jeunes confrères de province auxquels la médisance peut nuire considérablement, d'autant plus, dans certains cas, qu'avec un peu de malchance la malade peut ne mourir qu'au bout de deux ou trois ans de toute autre maladie, ou même d'urémie, d'occlusion intestinale, de péritonite ou de telle autre affection occasionnée par son cancer, mais dont l'origine réelle peut être masquée à tel point que le médecin traitant n'en puisse établir le diagnostic causal. Que de morts affreuses, que de souffrances terribles n'éviterait-on pas aux malades, si on arrivait à faire comprendre au public, preuves en main, que toute tumeur, même la plus bénigne en apparence, peut tout à coup devenir maligne et que, par conséquent, il faut enlever toutes les tumeurs, quelle que soit leur nature.

Lorsque le chirurgien entreprendra une hystérectomie dans le cas de cancer utérin, il devra, quelque sûr qu'il soit de son opération, prévenir la famille de la gravité de l'intervention et aussi surtout de l'expectation dans le cas où les parents ne consentiraient pas à l'opération. Bien que la colpohystérectomie ne soit pas dangereuse, une pince peut à la rigueur déràper, les paramètres anormalement friables peuvent se laisser déchirer par les clamps et amener de sérieuses complications. Quoique ces accidents soient très rares à la vérité, ils n'en sont malheureusement pas moins possibles et indépendants de l'habileté du chirurgien. L'opérateur ne devra rien négliger qui puisse éclairer le diagnostic et établir son pronostic. Par le toucher vaginal il s'assurera que l'utérus est mobile, que les culs-de-sac sont libres, par le toucher rectal que la néoplasie n'a pas atteint les uretères, ce qu'il constaterait, dans le cas contraire, à ce que ces conduits seraient entourés de nodosités. Il tâchera de se rendre compte de l'état des lymphatiques en se souvenant toutefois que ces derniers peu accessibles d'ailleurs, peuvent être infectés d'une façon latente.

Lorsque l'utérus est immobilisé, ce qui indique à moins de pelvipéritonite antérieure que la néoplasie a certainement dépassé l'organe pour envahir les tissus voi-

sins, il ne faut avoir recours qu'à une opération palliative;
nous ne voulons pas dire que l'opération soit impossible
pour un chirurgien, elle est seulement contre-indiquée.
On peut,à la rigueur, dans beaucoup de cas, enlever l'utérus, mais là n'est pas la question, l'hystérectomie est un
mode de traitement du cancer de l'utérus et non un brillant
exercice de médecine opératoire. Il est impossible d'enlever tous les tissus infiltrés par le cancer, l'opération
n'est donc plus curative, elle déroge au grand principe
chirurgical d'enlever bien au-delà de la tumeur, lorsque
l'on opère pour néoplasme malin. Si on se décide à faire
courir quelques dangers à l'opérée c'est afin qu'elle en
retire un bénéfice thérapeutique appréciable ; il faut, ou
une guérison complète si la malade est venue consulter à
temps ou une grande prolongation de l'existence si elle
est venue trop tard. Nous proscrivons absolument l'hystérectomie par la voie abdominale ou sacrée. Du reste quel
que soit le mode d'exérèse employé pour le traitement du
cancer utérin ayant dépassé peu ou beaucoup les limites
de la matrice, hystérectomie ou amputation supra-vaginale
du col, l'opération est incomplète,forcément non curative,
car il faut ménager en avant la vessie, latéralement les
uretères, il est impossible d'ailleurs d'enlever tous les
paramètres.

Comme on n'a recours à la voie abdominale ou sacrée
que lorsque la colpohystérectomie n'est plus possible, ces
opérations sont à notre avis immédiatement plus dangereuses pour la malade que l'affection contre laquelle elles
sont dirigées, attendu qu'elles ne sont pratiquées que
lorsque la matrice est immobilisée, impossible à abaisser,
que le cancer s'est étendu aux organes circonvoisins.
Alors à quoi bon faire des opérations aussi graves, nulle-

ment curatives, pouvant amener la mort rapidement sinon immédiatement. Opératoirement, nous le répétons, elles sont possibles, thérapeutiquement elles doivent être repoussées.

Le traitement médical du cancer utérin est nul, voire même dangereux, car il fait perdre un temps précieux, laisse évoluer le mal et passer le moment où une intervention pourrait sinon toujours sauver la patiente du moins lui prolonger grandement l'existence, lui diminuer les souffrances. Le seul traitement rationnel du cancer utérin est l'hystérectomie par la voie vaginale. Lorsque les indications en sont bien posées, lorsqu'elle a lieu à temps, alors que l'affection est limitée entièrement à l'utérus, cette opération est bénigne, facile à exécuter ; nous dirons même qu'il est beaucoup plus aisé de pratiquer une colpohystérectomie qu'une amputation supra-vaginale du col.

Lorsque l'utérus est immobilisé, il faut avoir recours, dans le cas de cancer du col, à l'opération de Schrœder, c'est-à-dire à l'amputation supra-vaginale du col, qui, faite à temps, est suivie encore de très beaux résultats, elle a donné des survies de plus de 15 ans. En la pratiquant on enlève à l'organisme un foyer local d'infection, on obtient un temps d'arrêt dans la marche fatale de la maladie, on supprime pour un certain temps les phénomènes graves qui épuisent la malade tels qu'hémorrhagies, hydrorrhée fétide ; on s'oppose également à l'auto-infection par résorption des matières putrides sécrétées par le cancer. Dans le cas de cancer du corps, il faut avoir recours au curettage, lorsque la colpohystérectomie n'est plus possible.

Pour que la colpohystérectomie soit indiquée et possible, l'utérus doit être mobile, pas trop gros, le vagin assez grand pour permettre la sortie *sans fragmentation* de la matrice ; comme nous intervenons pour cancer, la fragmentation de la tumeur pourrait amener une greffe opératoire de la néoplasie dans les tissus cruentés, par conséquent une récidive sûre et même rapide, souvent. Si le vagin était trop étroit, quelques jours avant l'opération on inciserait le périnée jusqu'au sphincter de l'anus ; on pourrait même faire une symphyséotomie. On attendrait la cicatrisation de ces petites opérations avant de pratiquer la colpohystérectomie. Plus tard on restaurerait le périnée s'il y a lieu.

Voici le procédé opératoire que nous avons l'habitude de suivre lorsque nous pratiquons la colpohystérectomie : L'asepsie des organes génitaux étant réalisée par des injections vaginales antiseptiques quelques jours avant l'opération, un bain prescrit la veille ainsi qu'un lavement purgatif, le pénil rasé, la vulve aseptisée, la malade préalablement sondée est mise sur la table d'opération dans la position de la taille, les jambes relevées tenues par des aides; une valve de Sims, maintenue par un des aides qui tiennent la jambe, est introduite dans le vagin pour déprimer la cloison recto-vaginale ; le col est saisi puis abaissé avec une pince de Museux, l'insertion du vagin sur le col est incisée au bistouri circulairement à 2 ou 3 centimètres au dessus de l'orifice du museau de tanche, au delà toujours de la néoplasie cervicale dans le cas de cancer du col, la muqueuse vaginale est décollée aux ciseaux qui doivent toujours être dirigés vers l'utérus et non de l'utérus sur les côtés, car on risquerait ainsi d'intéresser en avant la vessie, latéralement les uretères. On sépare en avant la vessie de l'utérus; le cul de sac péritonéal atteint et ouvert

on s'arrête, on décolle de la même façon avec les mêmes
précautions le rectum en arrière, on ouvre le cul de sac de
Douglas, on abaisse de plus en plus l'utérus dont on fait
basculer le fond en avant avec les doigts, ce qui est, maintenant que les culs de sac antérieur et postérieur sont
ouverts, très facile ; on place une grande pince de Solberg
Wells sur le ligament large gauche, en se tenant au ras de
l'utérus pour ne pas intéresser l'uretère. Prendre bien
garde en plaçant la pince de ne pas saisir un intestin ;
lorsque l'on est sûr de sa prise on sectionne le ligament
large au ras de l'utérus, on fait basculer à gauche
l'utérus qui descend maintenant très facilement, on
place une pince sur le ligament large droit en prenant
les mêmes précautions que pour le placement de la pince
gauche, on sectionne le ligament large, puis on extrait
l'utérus qui ne tient plus de nulle part. Il faut avoir soin
de laisser entre les pinces et la solution de continuité une
bande de tissu afin d'éviter leur dérapement. Dans le cas
où l'on douterait de sa prise on mettrait une ou deux pinces supplémentaires. Les pinces entourées de gaze iodoformée sont laissées en place 48 heures puis retirées.

Il est inutile de suturer le péritoine, car, dans les premières heures, l'absence de sutures assure le drainage ; de
plus, au bout de 24 à 36 heures la cavité abdominale est
fermée par exsudation de lymphe plastique. Le vagin est
bourré de gaze iodoformée stérilisée, un simple bandage
en T maintenant, appliquée sur la vulve, de la gaze iodoformée recouverte de coton hydrophile, est placé autour
de la malade qui est sondée 3 fois en 24 heures. Les soins
consécutifs sont ceux qui suivent toute opération sérieuse.
Le pansement intravaginal est changé au bout de 48 heu-

res et renouvelé tous les 4 jours. La guérison opératoire a lieu dans les 3 semaines.

Lorsque l'utérus est enclavé, que les annexes, les tissus circonvoisins sont envahis, que devons nous faire ? De nombreux auteurs conseillent encore l'hystérectomie ; nous ne sommes pas de leur avis, car, outre les difficultés matériélles sérieuses que le chirurgien rencontrera durant son opération, il est sûr de ne pas guérir sa malade ; il fait courir à son opérée de sérieux risques de septicémie ou de péritonite post-opératoires, tant est difficile,dans ces cas, l'antisepsie rigoureuse ; de plus comme on intervient très tard, on enlève plus ou moins les tissus infiltrés circonvoisins, il se forme des adhérences destinées à combler la perte de substance, il peut en résulter des agglutinations entre les intestins, l'épiploon et la paroi qui peuvent conduire à l'occlusion intestinale. Un certain nombre de chirurgiens conseillent d'avoir recours alors à l'amputation supra-vaginale du col : cette opération,faite à cette période, pas plus du reste que la colpohystérectomie, ne met à l'abri des accidents opératoires ni des complications post-opératoires tels que septicémie, péritonite, mais elle est moins grave que l'hystérectomie : après elle, le plancher pelvien reste ce qu'il était antérieurement à l'opération, tandis qu'il est très modifié dans la colpohystérectomie tardive ; elle donne souvent encore, même pratiquée si tardivement, de très belles survies pouvant aller à 12, 15 ans et même au-delà dans les cas très favorables. Nous conseillons de la faire lorsque la colpohystérectomie n'est plus possible, cependant nous devons répéter ici ce que nous avons déjà dit antérieurement, c'est-à-dire qu'elle est bien plus difficile a exécuter que l'ablation totale de l'utérus. Nous allons la décrire rapidement.

Il est à peine besoin d'ajouter que pour toutes ces opérations, colpohystérectomie, amputation supra-vaginale du col, curettage, la malade doit être endormie au chloroforme.

La patiente étant dans la position de la taille, l'antisepsie vaginale pratiquée quelques jours auparavant comme dans l'hystérectomie totale, le mont de Vénus rasé, on introduit dans le vagin de larges écarteurs, on saisit le col avec une pince de Museux, on incise circulairement la muqueuse vaginale sur le col autant que possible au-dessus du néoplasme, car en opérant en plein cancer on pourrait avoir affaire à une hémorrhagie difficile à contrôler. (Dans le cas ou des végétations exubérantes voileraient le champ opératoire, on les enlèverait au préalable à la curette tranchante) ; on décolle aux ciseaux la vessie en avant comme dans la colpohystérectomie, en ayant soin de ne pas remonter trop haut afin de pas atteindre le cul-de-sac péritonéal vésico-utérin ; on détache également de la même façon en arrière le vagin en faisant attention de ne pas ouvrir le cul-de-sac de Douglas, si pareil accident arrivait on le suturerait immédiatement. Rien n'est encore décollé sur les côtés ; on fait alors basculer l'utérus latéralement par l'aide au moyen de la pince de Museux, on charge le ligament large accessible avec une pince clamp en ne remontant pas trop haut; il suffit, en effet, de forcipressurer l'artère utérine ; on fait de même du côté opposé ; on sectionne les tissus situés entre l'utérus et les pinces ; on abaisse plus fortement la matrice dans la cavité de laquelle on introduit une sonde, on sectionne circulairement l'utérus aussi haut que possible sur cette sonde, on enlève, autant que faire se peut, toute la muqueuse utérine.

On fait une irrigation chaude antiseptique intra-utérine pour aseptiser la région et assurer l'hémostase des capillaires dont l'hémorrhagie n'est pas importante puisque les artères utérines sont saisies par les clamps. On bourre la cavité avec de la gaze iodoformée afin de s'opposer à une sténose consécutive par agglutination des surfaces cruentées qui pourrait avoir de graves inconvénients, surtout si la femme était encore réglée, car l'angustie cervicale amènerait de l'hématométrie.

Le pansement se fait comme dans l'hystérectomie totale. On enlève au bout de deux à trois jours le pansement vaginal et intra-utérin qui est remplacé par un autre maintenu une huitaine de jours en place. Les soins consécutifs sont les mêmes que pour la colpohystérectomie.

Lorsque l'amputation supra-vaginale du col et la colpohystérectomie ne sont plus matériellement possibles de par l'extension de la néoplasie, que devons-nous faire ? Faut-il abandonner les malheureuses à leur triste sort en leur prescrivant de simples injections vaginales antiseptiques et des injections sous-cutanées de morphine ? Je ne le pense pas. Si l'art ne peut plus guérir, il peut encore soulager, *divinum est opus sedare dolorem,* il nous est même possible dans nombre de cas de prolonger la vie de nos malades. D'abord comment vont-elles mourir ? Elles mourront épuisées par les hémorrhagies, empoisonnées par la résorption des produits septiques du cancer, minées par la douleur. (Nous passons sous silence l'urémie et la phlegmatia alba dolens qui sont au-dessus des ressources de l'art).

A chacune de ces causes de mort correspond une indication thérapeutique. Il nous faut arrêter ou diminuer les hémorrhagies, assurer le libre écoulement de l'hydrorrhée, nous opposer à sa résorption, calmer la douleur. Les ressources de la chirurgie sont-elles au-dessous de ces desideratas ? Non, nous pouvons par un ou plusieurs curettages remplir ces indications.

Le curettage supprime les hémorrhagies pendant un temps plus ou moins long ; il suffit, lorsqu'elles reparaissent d'y avoir encore recours, même plusieurs fois. En curettant la muqueuse, on fournit aux produits septiques, en élargissant la cavité, un libre écoulement ; on s'oppose à leur absorption, on modère aussi la douleur, non certes pas celle qui est due à l'invasion des tissus par le néoplasme, mais, celle qui est occasionnée par la rétention et la résorption de l'ichor cancéreux. On retarde la cachexie qui est due à l'auto-infection produite par l'empoisonnement de l'organisme par les toxines cancéreuses et la résorption des matières putrides contenues dans la cavité utérine. La cancérine $C^8H^5 Az O^3$ est une leucomaïne qui a été trouvée par A. B. Griffith dans l'urine des femmes atteintes de cancer de l'utérus et signalée à l'Académie des sciences en 1894. Cette leucomaïne éminemment toxique est une des causes puissantes de cachexie.

Nous allons décrire brièvement le curettage pour cancer. L'antiseptie des organes génitaux urinaires étant faite les jours qui précèdent l'opération, le col dilaté s'il y a lieu par des laminaires la veille de l'intervention, car il est prudent de ne pas le dilater extemporanément au moyen de bougies d'Hégar, le tissu d'un utérus cancéreux étant très friable pourrait se perforer et amener des désastres.

Personnellement nous n'avons jamais recours ni à la dilatation préalable ni à la dilatation extemporanée ; nous avons fait construire par Lüer une curette spéciale qui ne diffère des autres que par ses dimensions moindres du reste ; cette curette fenêtrée passe-partout a 6 centimètres de long sur un centimètre de large, elle est montée sur un manche long est mince ; nous n'avons jamais rencontré de difficultés dans son introduction ni dans son emploi. La vulve étant rasée, la malade mise dans la position de la taille, les jambes relevées tenues par des aides ou simplement maintenues relevées par des béquilles de Clover, un écarteur de Sims tenu par un aide est placé dans le vagin, pour déprimer la cloison recto-vaginale, le col est saisi avec une pince de Museux pour le fixer et non l'attirer en bas, ce qui pourrait avoir de graves inconvénients, d'autant plus sûrement que l'intervention a lieu pour un cancer inopérable, on pourrait arracher le col et avoir affaire à une hémorrhagie grave, ou bien encore on provoquerait des accidents du côté des annexes et du péritoine pelvien envahis par la néoplasie ; la curette introduite doucement, sans forcer, dans la cavité utérine, on mesure les dimensions de cette cavité, afin d'éviter toute surprise, alors à petits coups, en tenant la curette avec les trois premiers doigts de la main droite, sans violence, on râcle la muqueuse utérine en partant du fond que l'on doit sentir pour aller jusqu'à l'orifice du col et ainsi de suite, en se dirigeant toujours du fond vers le col. Il faut enlever le plus de tissu utérin possible, s'arrêter lorsque l'on obtient partout le cri utérin.

Dans la forme cavitaire du cancer où l'utérus est détruit dans sa presque totalité, la matrice ne réagit plus sous la curette, le muscle utérin ne crie pas, on doit alors redoubler de prudence, ne pas trop vouloir enlever de tissu, car une perforation est imminente. Si cet accident survenait il faudrait toucher la cavité avec une solution phéniquée forte, s'abstenir d'injection intra-utérine qui infecterait le péritoine, bourrer l'utérus et le vagin de gaze iodoformée maintenue en place deux jours et que l'on renouvellerait ensuite tous les jours. Il faudrait purger la malade, lui administrer deux lavements térébenthinés par jour pour obtenir une dérivation intestinale à la septicémie menaçante.

En chirurgie abdominale les lavements et les purgatifs bien maniés ont sauvé beaucoup de malades que l'opium aurait certainement laissé mourir, ils agissent à la façon de drains en spoliant l'organisme d'une grande quantité de liquides, s'opposent à la stagnation des exsudations extravasées dans la cavité péritonéale et à leur infection consécutive. Après un certain nombre de coups de curette on écouvillonne la cavité utérine dans laquelle on injecte une solution antiseptique chaude de 6 à 8 litres jusqu'à ce que le liquide injecté ressorte limpide. Dans le cas où l'injection sortirait louche jusqu'à la fin on curetterait et écouvillonnerait à nouveau puis on ferait passer 8 à 10 litres d'injection ; on agirait ainsi de la sorte jusqu'à ce que le liquide sortît transparent. La limpidité de l'injection est le critérium d'un curettage bien fait, tant que les liquides sortent maculés l'opération n'est pas terminée, il reste encore dans la cavité utérine des débris à enlever. Si par extraordinaire une hémorrhagie grave survenait, ne cédant pas à des irrigations très chaudes, on appliquerait sur les artères utérines deux pinces-clamps. Cet accident est excessivement rare, nous ne l'avons jamais observé, on n'a jamais d'ailleurs d'hémorrhagie sérieuse en opérant vite. Le curettage fini, on introduit dans le vagin un paquet de gaze iodoformée très serré qui assure l'hémostase ainsi que l'asepsie, on l'enlève le lendemain. Pendant une dizaine de jours on pratique tous les matins une injection intra-utérine antiseptique chaude d'une dizaine de litres précédée et suivie d'une injection vaginale de la même solution d'une dizaine de litres également; après chaque injection intra-utérine on introduit dans le vagin un paquet de gaze iodoformée. Lorsque les malades cachectisées ne sont plus justiciables du curettage, c'est-à-dire lorsque la vie ne tient plus qu'à un fil, que l'on craint de voir la moindre intervention être suivie d'une issue funeste il ne faut pas hésiter à administrer aux malheureuses malades de fortes quantités de morphine, car il nous faut absolument supprimer ou tout au moins diminuer la douleur puisque nous ne pouvons plus rien pour elles. On continuera jusqu'à la fin aussi les injections vaginales.

L'hystérectomie n'est pas une opération nouvelle, elle a été pratiquée dans la plus haute antiquité, les livres sanscrits en font foi. Dans un traité de gynécologie paru un siècle avant notre ère, Soranus d'Ephèse en fait mention, il en donne même une description assez nette. Dans les temps modernes c'est Andreas Crucé qui le premier la reprit en 1560 ; cette opération a été très modifiée dans sa technique et surtout dans son pronostic par l'antisepsie.

Nous allons maintenant décrire un autre procédé très ingénieux de colpohystérectomie dû à Langenbeck et à Sauter de Constance, repris dans ces dernières années par Pratt de Chicago et que l'on peut appeler colpohystérectomie sans pinces ni ligatures.

Lorsque Sauter pratiqua sa première colpohystérectomie en 1820, il le fit par décortication, par énucléation de l'utérus sans ligatures ni clamps ; sa malade guérit.

Nous savons que l'application de ligatures ou de pinces-

clamps nécessite non seulement du temps, mais occasionne
encore un certain degré de choc, facteurs importants à
considérer daus une opération de ce genre. L'artifice pour
éviter l'hémorrhagie dans ce procédé consiste à se tenir
aussi près que possible de la paroi utérine pendant la dis-
section, qui se fait avec la pointe mousse des ciseaux, pour
éviter les anastomoses entre les artères utérines et ova-
riennes, quelques petites branches seulement sont divisées
au moment où elles pénétrent dans la matrice. L'utérus
est saisi avec des pinces de Museux, abaissé comme dans
la colpohystérectomie ordinaire. On détache en avant la
vessie, en arrière le vagin avec des ciseaux mousses, en
rasant l'utérus que l'on n'abandonne jamais, les ciseaux
collés pour ainsi dire contre la paroi, on détache les parties
latérales. L'utérus vient facilement sans hémorrhagie no-
table, on tamponne ensuite le vagin comme dans l'hystérectomie ordinaire ; les soins consécutifs sont les mêmes.

Cette opération, faite souvent en Amérique, que seuls
nous avons répétée en Europe, depuis les tentatives de
Langenbeck (1813) et de Sauter de Constance (1820), que
nous avons pratiquée deux fois avec succès, une première
fois sans incident, pour un prolapsus complet de l'utérus
chez une très vieille dame, une deuxième fois avec une
certaine difficulté, à la vérité, pour un épithélioma au
début chez une personne d'âge moyen et pendant laquelle
nous eûmes affaire à une petite hémorrhagie en nappe
qui voila le champ opératoire plusieurs fois, mais qui céda
cependant au tamponnement ; cette opération n'est fai-
sable, dans le cas de cancer utérin, que lorsque l'utérus
est mobile, petit, que l'intervention a lieu à la période
initiale de l'affection. En intervenant tard, elle pourrait
donner lieu à de sérieuses hémorrhagies : ll faut la pra-

tiquer chaque fois qu'elle est possible, car elle n'occasionne pas de choc et n'expose point à une hémorrhagie secondaire, par suite du dérapement d'une pince ; elle est toujours moins dangereuse que la colpohystérectomie ordinaire. On peut toujours la tenter, quitte à mettre des clamps sur les ligaments larges dans le cas où on ne pourrait la parachever.

Le *sarcome* de l'utérus est une affection relativement rare, qui a une grande analogie avec les fibro-myomes de la matrice. Comme ces derniers, les sarcomes utérins peuvent être divisés, quant au siège, en sarcomes muqueux, sarcomes du parenchyme ou interstitiels et sarcomes sous-péritonéaux. Ils sont plus fréquent au corps qu'au col, contrairement à l'épithélioma qui envahit plutôt le col.

La forme muqueuse débute par le tissu connectif sous-épithélial, pousse en nodules arrondis qui proéminent dans la cavité, amenant l'amincissement et la destruction de la muqueuse.

La forme interstitielle prend naissance dans le parenchyme utérin et ne diffère du fibro-myome qu'en ce qu'elle n'est pas encapsulée.

Le sarcome sous-péritonéal commence par le tissu sous-séreux ou par le péritoine lui-même.

Le sarcome à cellules rondes est la forme la plus commune, on rencontre également le myxome qui peut être soit la dégénérescence maligne du tissu connectif d'un fibro-myome, ou bien une tumeur associée au sarcome.

La douleur n'est pas un symptôme constant ; lorsqu'elle existe elle est d'ordinaire légère, lorsqu'elle est elle intense est due à une colique utérine occasionnée par l'effort d'expulsion de la tumeur à travers le col. Les pertes sont abondantes au moment des menstrues ; elles apparaissent également souvent dans les périodes intercalaires comme dans les fibromes d'ailleurs avec lesquels la confusion est fréquente. Lorsque les masses néoplasiques commencent à subir la dégénérescence putride, à s'ulcérer, les pertes de sang deviennent brunes, fétides ; souvent aussi apparaissent alors des pertes d'eau rousse d'odeur *sui generis* comme dans le cancer. Dans la forme muqueuse lorsque la tumeur est encapsulée, il peut se former un pédicule et la tumeur peut-être expulsée comme un polype ordinaire. Elle occasionne également dans certains cas l'inversion de l'utérus. Il est facile de confondre cette affection au début avec la métrite hémorrhagique, un polype muqueux ; à une période avancée avec un fibrome, un kyste.

Les malades atteintes de sarcomes de l'utérus peuvent ne présenter aucun aspect particulier, dans d'autres cas elles sont très pâles, cyanosées par instants. Quelquefois aussi elles sont très œdématiées et prises alors pour de simples brightiques. Toute tumeur, quelle que soit sa forme, se développant rapidement en quelques mois, aux dépens de l'utérus, surtout d'un utérus fibromateux, doit faire penser au sarcome.

Comme traitement il faut pratiquer le plus rapidement possible l'hystérectomie ; seulement, étant donné le volume de l'utérus dans nombre de cas la colpohystérectomie n'est pas toujours possible : il faut avoir recours alors à l'hystérectomie par la voie abdominale en se rappelant toutefois que cette opération est très meurtrière et ne met pas à l'abri de la récidive. Aussi conseillons-nous, lorsque la colpohystérectomie n'est plus possible, de s'en tenir à des moyens palliatifs, tels que curettage, injections de morphine, ergotine, etc., etc.

Nous publierons ultérieurement les nombreuses observations des opérations diverses que nous avons pratiquées pour cancers utérins arrivés à des phases différentes, suivies quelquefois de résultats paradoxaux, que ni l'état des malades ni l'aspect du cancer n'auraient fait prévoir *a priori*. Au point de vue survie, elles sont trop récentes pour être livrées à la publicité. Nous devons toutefois dire qu'à part une opération faite pour ainsi dire par complaisance, alors que nous y avons été amenés par des raisons d'amitié, et qui n'a donné lieu qu'à un maigre résultat thérapeutique, toutes nos interventions ont été suivies d'un grand bienfait pour nos malades.

Paris. — Imprimerie Henri JOUVE, 15, rue Racine.